AF462418

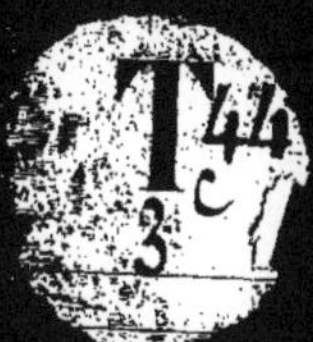

LA CASERNE DES DOUANES AU HAVRE et LES CITÉS OUVRIÈRES.

LA
CASERNE DES DOUANES
AU HAVRE
ET
LES CITÉS OUVRIÈRES

PAR C. H. LALLEMANT,

DOCTEUR EN MÉDECINE DE LA FACULTÉ DE PARIS, EX-CHIRURGIEN DE MARINE AUXILIAIRE DE 2e CLASSE, MEMBRE DE LA SOCIÉTÉ HAVRAISE D'ÉTUDES DIVERSES, MEMBRE DE LA COMMISSION DE SANTÉ DU PORT DU HAVRE, MÉDECIN DU BUREAU DE BIENFAISANCE, MÉDECIN EN CHEF DES BRIGADES DES DOUANES DE LA DIRECTION DU HAVRE.

HAVRE
IMPRIMERIE DE CARPENTIER ET COMPAGNIE,
RUE DE LA HALLE, 29.

1858.

LA

CASERNE DES DOUANES

AU HAVRE.

Si l'on peut, avec quelque raison, accuser notre siècle d'être essentiellement positif, il y aurait cependant injustice à ne pas reconnaître qu'à aucune autre époque on ne se soit tant préoccupé de l'amélioration du sort des classes nécessiteuses. Chaque jour voit surgir et discuter de nouvelles idées tendant à ce but. Travailler au bonheur de ses semblables est certainement le plus sûr moyen de parvenir progressivement à asseoir la société sur les bases les plus solides en ôtant à ceux qui se prétendent déshérités tout prétexte d'y apporter le désordre et la perturbation. C'est pour avoir méconnu cette vérité que, depuis soixante ans, nous avons été témoins et acteurs de tant de révolutions.

A ce point de vue on doit de la reconnaissance au gouvernement impérial qui, entrant résolûment dans cette voie philanthropique, a su par son initiative résoudre des problèmes sociaux, considérés jusqu'alors comme des utopies.

L'administration générale des Douanes, loin de rester en arrière de ce mouvement, semble au contraire l'avoir devancé, car déjà depuis longtemps l'amélioration du sort de ses employés est l'objet continuel de toute sa sollicitude. Dès 1845 elle jetait les fondements d'une caserne, qui, avec quelques légères modifications, renferme tous les avantages qu'on se propose de réaliser dans les cités ouvrières. Démontrer toute l'importance des résultats obtenus par l'administration des Douanes, tel est le but que je me propose dans ce rapport.

Cette Administration s'étant déterminée, depuis un certain nombre d'années, à réunir en caserne ses nombreuses brigades et les résultats ayant été différents, selon les diverses localités, il m'a paru qu'un travail sur cet important sujet pouvait être de quelque intérêt. Aussi, consultant moins mes forces que ma bonne volonté, ai-je tenté de faire connaître les avantages obtenus au Havre par l'adoption de cette mesure, heureux dans cette circonstance de fournir quelques matériaux utiles aux hommes qui s'occupent d'économie politique.

Afin de bien faire apprécier toute l'importance de la réunion en caserne des préposés des Douanes de la brigade du Havre j'ai dû jeter mes regards en arrière pour faire connaître quelle était antérieurement leur position.

En 1844, époque de ma nomination aux fonctions de médecin en chef des brigades des Douanes de l'inspection, aujourd'hui la direction du Havre, et plus spécialement médecin de la capitainerie du Havre, je trouvai les préposés, au nombre de 476, divisés en deux catégories. 356 préposés mariés et 120 préposés garçons.

Les préposés mariés se logeaient par mesure d'économie dans les communes limitrophes du Havre, disséminés qu'ils étaient sur un espace d'environ un myriamètre d'étendue et par conséquent très éloignés de leur service sur le lieu duquel ils arrivaient souvent épuisés de fatigue. Très peu habitaient la ville du Havre, circonstance qui avait l'inconvénient de rendre le service médical très difficile et quelquefois impossible. Les environs du Havre, généralemen malsains, ne leur offraient que de mauvaises habitations, encore la plupart n'en occupaient-ils que le rez-de-chaussée, le plus souvent humide et manquant d'air. Les fièvres intermittentes y étaient endémiques et y prenaient une telle intensité que, malgré un traitement des plus énergiques, les malades atteints étaient sujets à de fréquentes rechutes et beaucoup d'entre eux devaient s'éloigner pour ne pas s'exposer à y succomber. La convalescence était très pénible et les malades conservaient longtemps une faiblesse extrême qui les rendait incapables d'aucun travail. Leurs minimes ressources ne leur permettaient pas de se donner une nourriture suffisante et de nature à leur faire récupérer leurs forces.

Ne pouvant être l'objet d'une surveillance bien active, le préposé valide profitait presque toujours de son jour de repos pour entreprendre un travail manuel qui venait augmenter encore la fatigue d'un service pénible. Souvent même il se livrait à des excès qui, non seulement compromettaient sa santé, mais encore privaient sa famille de l'argent nécessaire à ses plus pressants besoins.

Les femmes, occupées des soins du ménage, exerçant même quelquefois une industrie peu fructueuse, ne pouvaient convenablement surveiller leurs enfants qui se trouvaient ainsi abandonnés à eux-mêmes, privés d'éducation et tenus dans un état de malpropreté notoire; aussi étaient-ils généralement malingres et souffreteux. Enfin l'intérieur d'une famille de préposé des Douanes présentait le plus souvent l'affligeant spectacle de la plus affreuse misère.

Quelque sombre que puisse paraître ce tableau, j'affirme cependant qu'il n'est malheureusement que trop exact.

Les préposés garçons étaient déjà réunis dans une vaste maison prise en location par l'administration et se trouvaient ainsi sous le régime du casernement dont ils appréciaient toutes les avantages.

Le chiffre des préposés malades était en moyenne de 65 chaque mois et la mortalité de 10 à 12 chaque année.

Je ne saurais fournir aucun renseignement officiel sur l'état sanitaire des femmes et des enfants à cette époque; car, logés à une trop grande distance de la ville, j'étais rarement appelé à leur donner mes soins. On se contentait, le plus habituellement, d'aller consulter le pharmacien le plus voisin, qui fournissait immédiatement les médicaments qu'il jugeait convenable d'ordonner.

L'administration, vivement émue de l'état misérable de ses employés et de l'espèce d'abandon dans lequel croupissaient leurs enfants, s'occupait depuis longtemps de rechercher les moyens les plus propres à faire cesser au plus tôt cet état de choses. La réunion en caserne parut le meilleur mode à employer pour y mettre un terme. Plusieurs projets furent alors présentés, mais des circonstances majeures en empêchèrent la mise à exécution. Enfin, en 1854, M. Barbier, inspecteur principal au Havre et aujourd'hui administrateur des Douanes, remit la question à l'ordre du jour et fournit un programme de casernement à M. Brunet-Debaisnes, architecte de la ville et de l'arrondissement du Havre, homme d'un grand mérite et d'un talent éprouvé par de nombreux travaux parmi lesquels il faut citer le Musée-Bibliothèque et le nouvel Hôtel-de-Ville du Havre. M. Debaisnes, après avoir mûrement étudié le sujet et s'être bien rendu compte des besoins des préposés, dressa un plan de caserne qui fut examiné en détail et discuté dans le cabinet de M. l'inspecteur principal, puis soumis à l'administration générale, qui l'adopta. Une enquête préalable sur le choix du terrain ayant été faite, on en acheta un dans la commune de Graville, sur lequel on jeta peu de temps après les fondations de la caserne des Douanes.

Les travaux, sous la direction de l'habile architecte et surveillés par un lieutenant et quelques préposés des Douanes désignés pour ce service, marchèrent avec rapidité et la caserne put recevoir ses hôtes au mois d'août 1847.

De cette époque date une nouvelle ère pour les préposés des Douanes, qui jouirent dès-lors d'en bien-être inconnu de la plupart d'entre eux et qu'ils n'apprécièrent pas néanmoins tout de suite, car non-seulement il leur fallut rompre avec leurs anciennes habitudes, mais encore vaincre la répugnance de venir habiter une caserne construite dans la commune de Graville (aujourd'hui réunie à la ville du Havre), sur un terrain bas et marécageux, naguères foyer permanent de fièvres intermittentes graves et qui, en un mot, leur inspirait des craintes sérieuses; craintes non fondées, hâtons-nous de le dire. Déjà la compagnie du chemin de fer avait terminé de considérables travaux de terrassement; les bas fonds étaient comblés et nivelés, le terrain sur lequel repose la caserne avait été exhaussé de 2 mètres de bonne terre de côte; puis enfin de nombreuses rigoles avaient été pratiquées pour faciliter l'écoulement continuel des eaux, lesquelles auparavant restaient stagnantes et d'où s'exhalaient sans cesse des miasmes délétères. La commune de Graville se trouvait donc déjà dans de bonnes conditions de salubrité. La caserne elle-même semblait convier les préposés à venir l'habiter, car la sollicitude la plus intelligente avait veillé au bien-être de la vie en commun et de la vie isolée. L'administration s'était efforcée, par la création d'un *comfort* prévoyant, d'y effacer tout ce qui porte le cachet d'une maison de contrainte, en y assurant néanmoins, par de sages dispositions, l'ordre et la bonne tenue. Partout de l'air, de la lumière et de l'espace; tous les besoins de la vie y trouvent satisfaction. Pas une commodité qui ait été négligée; en un mot, rien dans cet établissement n'a été omis pour la partie de l'existence morale, pas plus que pour celle de l'existence physique.

Cette caserne pouvant être proposée comme établissement modèle, sa description détaillée devient ici nécessaire, et je ne saurais faire mieux que de m'aider de celle donnée par M. Morlent, dans le journal la *Revue du Havre*, et faite sur les indications de l'architecte lui-même.

La caserne des Douanes, au Havre, occupe un terrain de forme rectangulaire ayant 170 mètres de façade sur 33 de profondeur; soit 5,610 mètres de superficie. Exposée au sud, elle est abritée au nord par le coteau d'Ingouville, à peu de distance duquel elle est construite.

Elle renferme cinq cours autour desquelles viennent se grouper les différents corps de bâtiments, destinés pour les catégories de logements des préposés mariés et des préposés garçons, ainsi que pour les divers services affectés à leurs besoins.

Tous les bâtiments se composent d'un rez-de-chaussée, entresol, premier, deuxième et troisième étages, surmontés de vastes greniers.

Au centre de cette immense construction le vestibule du quartier des préposés garçons sert d'entrée à une grande cour de 46 mètres de longueur sur 19 mètres de largeur.

Cette cour, dont les quatre angles ont été dissimulés avec bonheur par des demi-tourelles, est entourée au sud, à l'est et à l'ouest de portiques ouverts communiquant à rez-de-chaussée, au corps-de-garde, à un dépôt de pompes à incendie, à des logements destinés aux brigadiers garçons, à l'escalier particulier des logements des officiers ; à deux autres escaliers conduisant aux dortoirs des préposés garçons et enfin à la cuisine, au réfectoire, à un débit de tabac, à une panneterie et à un vaste cellier. A l'entresol sont disposés un café estaminet, une lingerie et divers logemens ; aux étages supérieurs se trouvent neuf dortoirs destinés à 300 préposés garçons.

Ces dortoirs sont de deux grandeurs. Les plus vastes, au nombre de trois, sont situés aux premier, deuxième et troisième étages de la partie nord de l'édifice, au fond de la cour, faisant face à la porte d'entrée. Ils contiennent chacun 42 lits de fer garnis d'une paillasse, d'un matelas, d'un oreiller, d'une paire de draps de toile et de deux couvertures en laine ; la paille est renouvelée en partie de temps en temps et en totalité chaque année. Les draps sont changés tous les mois et même plus souvent si cela est nécessaire. Au dessus de la tête de chaque lit se trouve adaptée contre la muraille une armoire fermant à clef pour serrer le linge et les hardes de chaque homme. Cette armoire est elle même surmontée d'une étagère pour recevoir les chaussures. Ces dortoirs mesurent 36 mètres de longueur sur 6 mètres 30 de largeur et 2 mètres 90 de hauteur. Aérés par 22 fenêtres disposées en nombre égal au sud et au nord, ils sont de la contenance de 657 mètres 72 cubes d'air, soit 15 mètres 66 cubes par lit. Des fenêtres ouvertes au nord la vue se repose agréablement sur la verdure qui encadre les riches habitations de la côte d'Ingouville.

Les six autres dortoirs, situés aux trois étages est et ouest de la cour principale sont de plus petite dimension et disposés pour 28 lits, garnis de la même manière que les précédents. On y arrive par un large corridor, éclairé par cinq fenêtres prenant jour sur la cour principale. Cinq fenêtres s'ouvrant sur la cour des pavillons voisins, et deux autres pratiquées à leur extrémité nord éclairent ces dortoirs qui mesurent 18 mètres de longueur sur 6 mètres 30 de largeur et 2 mètres 90 de hauteur. Ils contiennent 328 mètres 86 cubes d'air, soit 11 mètres 74 par lit. Cette quantité qui, minime eu égard à celle reconnue nécessaire pour les besoins d'un homme ordinaire, pourrait faire naître quelques doutes sur la salubrité de ces dortoirs est cependant en réalité suffisante, car les deux tiers des hommes étant toujours dehors pour les besoins du service, elle se trouve doublée par ce fait que la moitié tout au plus des lits sont occupés.

Aux extrémités de chaque dortoir existe un vestiaire spacieux, suffisamment aéré, garni de nombreux porte-manteaux et au centre duquel on a établi une grande vasque surmontée d'une fontaine remplie chaque jour d'une quantité d'eau suffisante pour le lavage des mains et du visage. Chaque homme reçoit une serviette de toilette par semaine. Ce vestiaire est destiné au service et à la toilette, afin de maintenir les dortoirs toujours propres et exempts d'encombrement. Les préposés, en rentrant de quart, doivent y déposer leurs vêtemens et leurs chaussures humides.

La cuisine et le réfectoire, dont les tables en marbre alignées sur deux rangs peuvent donner place à 150 commensaux, sont remarquables par leurs dimensions grandioses.

A l'extrémité du réfectoire se trouvent deux pièces dont les parois sont tapissées de 300 armoires destinées à renfermer le pain et la boisson de chaque préposé.

Un cuisinier-traiteur doit, par arrangement pris avec l'administration, fournir aux préposés des portions à raison de 25 centimes et des demi-portions à raison de 15 centimes. Le bouillon et les alimens sont de bonne qualité et leur préparation, ainsi que l'état de propreté des ustensiles de cuisine, sont l'objet d'une surveillance de tous les jours.

A droite et à gauche de la partie centrale de la caserne, réservée aux différens services des préposés garçons et que nous venons de détailler, quatre portes particulières donnent entrée à autant de pavillons destinés aux ménages; ces pavillons se divisent en huit corps de bâtiments entourant de trois côtés seulement quatre cours séparées et uniquement réservées au service des ménages.

Dans ces cours et au nord il subsiste un rez-de-chaussée dans lequel sont disposées seize buanderies pour le service particulier de chacun

Les huit corps de bâtiments sont desservis à chaque étage par quatre grands escaliers débouchant dans d'immenses corridors de 170 mètres de longueur sur lesquels s'ouvrent à tous les étages 300 logements particuliers pour le même nombre de ménages.

Les logements sont divisés en plusieurs catégories de grandeur, eu égard au nombre de pièces, et appropriés en raison du nombre des enfants composant le personnel de chaque ménage et reconnaissables par une lettre, de A à F, apposée sur la porte extérieure. Chacune des chambres, mesurant 4 mètres de longueur sur 3 mètres 70 de largeur et 2 mètres 90 de hauteur, contient par conséquent 32 mètres 92/0 mètres cubes d'air ; quelques-unes sont divisées en deux parties au moyen d'un refend.

Dans le pavillon situé à l'ouest et le plus rapproché du pavillon central, se trouvent au rez-de-chaussée et à l'entresol une salle d'asile pour les enfants des deux sexes au-dessous de 6 ans, deux salles d'étude, un ouvroir et un atelier de repassage pour les moyennes et les grandes filles, sous la direction de six religieuses de l'ordre du Sacré-Cœur, qui ont à proximité leur cuisine, leur réfectoire et dépendances, ainsi que leur logement ; de plus une salle d'exercices et un oratoire.

Dans le pavillon opposé, c'est-à-dire situé à l'est du pavillon central, on a établi pour les garçons, enfants et adultes, trois vastes classes dirigées par quatre frères des Ecoles chrétiennes, qui, de leur côté, trouvent également leurs logement et dépendances semblables à ceux des religieuses.

Six petites cours carrées éclairent et ventilent 120 cabinets d'aisance, répartis en nombre égal à chaque étage.

Enfin, tous ces services si différents sont entièrement indépendants les uns des autres et, cependant, ils sont à volonté, pour ainsi dire, sous la même clef, au moyen de vastes corridors de 350 mètres de développement établis de plain-pied à chaque étage, les reliant entre eux et fermés entre chaque pavillon par des claires-voies s'ouvrant au besoin pour le service de surveillance.

Dans les cinq cours, ainsi que dans les cuisines et les buanderies, sont établies des fontaines dont le jet continu, pour les cours surtout, est destiné à les laver et à les rafraîchir.

Les eaux ménagères sont recueillies, à chaque étage, dans des cuvettes mobiles logées dans l'épaisseur des murs, se vidant dans les tuyaux de descente des eaux pluviales.

Les portiques, vestibules, escaliers, corridors, classes, cuisine, réfectoire, estaminet et autres lieux de services publics sont éclairés au gaz.

Un trottoir de 3 mètres de largeur règne sur toute la longueur de la façade, et les quatre rues environnant la caserne sont pavées et macadamisées.

On voit, d'après la description qui vient d'être faite de la caserne, avec quelle sollicitude l'administration s'était efforcée de rendre la vie facile et agréable à ses employés. Aussi la répugnance qu'avaient d'abord manifestée les préposés pour venir l'habiter se changea-t-elle bientôt en un sentiment de reconnaissance, car indépendamment de sa salubrité, chacun d'eux se trouvait transporté dans un logement commodément distribué et ne pouvait regretter longtemps cette demeure humide et malsaine dans laquelle il avait végété jusqu'alors.

Chaque jour se charge d'apporter de nouvelles preuves à l'appui de cette vérité, puisque la caserne ne pouvant, déjà depuis longtemps, plus contenir tout le personnel que les besoins du commerce et la création de nouveaux bassins forcent à augmenter chaque année, un logement y est regardé comme un grand avantage et recherché comme une faveur.

C'est qu'en effet, l'administration ne s'est pas bornée à aller au-devant des besoins des préposés ; elle y a établi aussi une discipline sage, modérée, nullement tracassière, car la surveillance ne franchit jamais le seuil du foyer domestique, ne se réservant ce droit qu'en cas de force majeure.

Tout a été si bien combiné et prévu dans cet immense établissement que, sauf quelques légères modifications, dont le temps et l'expérience ont pu seuls démontrer l'utilité, rien n'y a été changé. Ainsi :

1° Les lieux d'aisance, qui primitivement étaient carrelés à tous les étages et dont la fosse inférieure était pavée, mode qui avait l'inconvénient de laisser les urines s'infiltrer et d'exhaler, surtout aux étages inférieurs une odeur ammoniacale extrêmement désagréable, ont été crépis d'une couche épaisse d'un ciment particulier qui a la propriété de prendre la consistance de la pierre et d'être imperméable. Les tinettes qui, dans la fosse inférieure étaient exposées à l'air libre, y sont maintenant renfermées dans des niches cimentées et hermétiquement closes. Il ne s'en échappe aujourd'hui aucune odeur.

2° Les logements du rez-de-chaussée, humides et froids donnant souvent lieu à des réclamations fondées, parce qu'en effet ils laissaient à désirer sous le rapport de la salubrité, ont été assainis au moyen d'un plancher élevé de quelques centimètres au-dessus du carrelage.

3° L'eau qui, non seulement n'avait pu être fournie qu'en quantité extrêmement restreinte, mais qui encore était d'une qualité fort défectueuse, a été depuis donnée en abondance, grâce aux travaux entrepris par la municipalité pour faire venir en ville un volume considérable d'une eau d'excellente qualité.

4° Enfin les écoles, qui étaient vastes en 1847, sont aujourd'hui beaucoup trop exiguës en raison du nombre des enfants qui augmente chaque année. Cette exiguité est surtout sensible pour les écoles de jeunes filles, auxquelles se trouvent annexés la salle d'asile et les ateliers de couture et de repassage. Déjà, pour parer à cet inconvénient, non seulement les religieuses ont été obligées d'abandonner une partie de leur logement particulier pour en faire une salle d'étude, mais encore on s'est vu dans l'obligation de transformer en salle d'asile un des petits dortoirs des préposés garçons, situé au 1er étage. Malgré cette nouvelle disposition, les enfants sont encore à l'étroit, et il est à désirer que bientôt la caserne se trouvant agrandie on puisse disposer d'un local ayant toutes les dimensions convenables et approprié à cette destination.

La prise de possession de la caserne se fit dans le plus grand ordre et sans aucun encombrement. Moins de quinze jours suffirent pour l'installation des 300 ménages dans les logements qui leur avaient été assignés d'avance et dont les portes sont numérotées. On s'occupa immédiatement de réglementer les différents services : on fit connaître les mesures adoptées pour assurer à chacun la plus grande liberté possible, tout en imposant certaines obligations sans lesquelles cette liberté aurait bientôt dégénéré en licence. Les enfants furent répartis dans les classes selon leur âge et leur sexe. L'établissement ayant été doté de pompes à incendie munies de leurs accessoires, tels que seaux, échelles, etc., on organisa un service spécial pour les entretenir et les manœuvrer au besoin. Chaque jour on commande un piquet dit d'incendie composé de douze hommes qui doivent se tenir prêts à répondre au premier signal. Dans les circonstances graves tous les préposés présents au quartier sont obligés de se réunir dans la cour principale de la caserne pour se rendre, sous la conduite des officiers, sur le lieu du sinistre.

Cette institution a l'avantage d'assurer la sécurité de l'établissement en même temps qu'elle est devenue un puissant auxiliaire pour le corps des sapeurs-pompiers de la ville du Havre. Aussi plusieurs fois déjà la brigade a-t-elle reçu des témoignages flatteurs de reconnaissance de la part des autorités municipales pour les services qu'elle a été assez heureuse de rendre dans divers sinistres.

On s'empressa d'apporter dans le service de santé d'un si nombreux personnel la régularité qu'il avait été impossible d'y mettre jusque-là. Il fut convenu : 1° que chaque jour le médecin se rendrait à la caserne entre neuf et dix heures du matin : 2° Que les bulletins indiquant les malades du jour seraient déposés avant neuf heures au poste d'entrée ; 3° Un registre fut établi pour recevoir les observations du médecin sur chaque malade et afin que les officiers chargés du casernement eussent chaque jour connaissance du mouvement opéré parmi les préposés hors d'état de faire leur service.

Plus tard le service de santé fut complété : 1° par la décision prise en 1851 par l'administration de fournir gratuitement les médicamens aux préposés et à cet effet un marché fut passé avec un pharmacien du Havre et basé sur le tarif établi pour le bureau de bienfaisance. Quelque minime que soit le bénéfice, M. Guérout, pharmacien consciencieux, ne laisse rien à désirer tant sur la qualité que sur la bonne préparation des médicamens ; 2° L'administration prenant en considération quelques observations qui lui furent faites concernant les soins à apporter à la dentition des jeunes enfants, soins qui ne peuvent être donnés avec fruit que par un homme spécial, a chargé de ce service M. Mascar, habile chirurgien-dentiste de l'école de Paris. M. Mascar, comprenant toute l'importance de ses fonctions, se tient non seulement à la disposition des préposés, mais vient encore tous les trois mois, dans les écoles passer, accompagné du capitaine, l'inspection générale de la bouche des enfants.

Les frais du service de santé, qui n'est qu'accessoire dans l'administration, sont payés au moyen d'une modique retenue de 75 centimes faite chaque mois sur les appointemens des préposés.

Enfin toutes les mesures furent si bien prises pour l'installation du casernement qu'un mois après la prise de possession on eût dit que l'établissement était habité depuis longtemps, tant les préposés s'étaient vite façonnés à leur nouvelle position.

A la fin de l'année 1848 on commença à se rendre compte de l'amélioration obtenue par la réunion des préposés en caserne au point de vue de l'état sanitaire : le nombre des malades avait diminué d'une manière notable. Ainsi, le chiffre de 65 en moyenne que nous avions signalé pour 1844, était tombé à 45 en 1848, et en 1856, il était seulement de 35. Cette année (1857), il a été un peu plus considérable en raison des chaleurs accablantes qui ont régné une partie de l'année, d'un surcroît de travail imposé à un personnel trop restreint eu égard aux besoins du commerce, enfin en raison des travaux entrepris par la municipalité aux alentours de la caserne, où l'on a construit un réseau d'égoûts souterrains. Ces travaux ayant exigé le déplacement de masses considérables de terres, il en est résulté un dégagement de miasmes méphytiques qui ont fait reparaître les fièvres intermittentes et donné à plusieurs affections une certaine malignité.

Nous avons dû cependant être bientôt rassurés, et les observations que nous avons faites nous ont amené à cette conclusion que cet état fâcheux n'était que passager, car à mesure que l'on comblait les tranchées et que les travaux s'exécutaient dans un endroit plus éloigné de la caserne, les fièvres et les symptômes alarmants que ces travaux engendraient ont disparu.

Le recensement complet le plus ancien qu'il m'a été possible de me procurer du personnel de la brigade du

Havre est celui de 1850. Il était à cette époque de 508 hommes, 300 femmes et 515 enfants, en tout 1,323 personnes toutes logées à la caserne. Aujourd'hui, au 1er janvier 1858, le personnel se trouve tellement augmenté que 57 familles, formant un effectif de 193 personnes, n'y peuvent trouver place. La caserne renferme 1,411 individus, répartis ainsi qu'il suit : 545 hommes, 297 femmes et 569 enfants des deux sexes.

Les hommes, recrutés pour le plus grand nombre parmi les militaires libérés du service, jouissent généralement d'une bonne complexion et ne sont atteints le plus souvent que de légères indispositions. Rompus depuis longtemps à une discipline sévère et à la nécessité de passer des nuits dehors, ils supportent facilement les exigences du service actif de la douane qui est réglé de manière à leur laisser le plus de repos possible. Exposés sur les quais à toutes les intempéries des saisons, les maladies des organes pulmonaires sont les plus communes ; puis viennent se ranger les affections intestinales et rhumatismales. Les fièvres intermittentes sont peu habituelles et tendent chaque année à disparaître ; les accidents sont rares. Les préposés garçons atteints de syphilis sont envoyés à l'hôpital pour y suivre un traitement qu'il serait impossible de leur faire subir régulièrement à la caserne.

Les femmes des préposés, nées et élevées presque toutes à la campagne, sont généralement jeunes et vigoureuses. Le plus grand nombre se fait remarquer pour les soins et la propreté qu'elles apportent dans leur ménage. Beaucoup sont employées moyennant salaire dans l'intérieur de la caserne ; elles sont chargées de laver et balayer les cours, escaliers, couloirs et dépendances. Plusieurs sont spécialement désignées pour faire le service des dortoirs des préposés garçons. Un plus grand nombre exercent une industrie ou travaillent au dehors à la journée, ce qu'elles peuvent faire sans inconvénient, assurées qu'elles sont que, pendant leur absence, leurs petits enfants sont bien soignés à la salle d'asile.

Cette facilité leur permet ainsi de contribuer à augmenter le bien-être commun en ajoutant leur gain journalier aux appointemens de leur mari. Rarement malades, elles recueillent le fruit de la vie douce et tranquille que l'administration leur a ménagée et sont à l'abri des maladies trop fréquentes des femmes d'ouvriers qui, forcées de vivre au jour le jour, sont sans cesse rongées de soucis et vivent dans la misère et la malpropreté.

A part les affections qui appartiennent à leur sexe, elles éprouvent les mêmes maladies que les préposés. Je n'ai donc eu l'occasion de faire à ce sujet aucune observation particulière. Le nombre des femmes malades est relativement inférieur à celui des hommes.

Les accouchements sont en moyenne de 50 par an et sont généralement heureux ; quelques-uns cependant ont présenté de grandes difficultés qui ont été surmontées avec bonheur. Enfin jusqu'à présent aucun n'a été suivi de mort.

C'est surtout sur les enfants que s'est fait ressentir l'influence salutaire du casernement. De malingres et souffreteux qu'ils étaient, ils se font remarquer aujourd'hui par leur enjouement et leur florissante santé. Les parents, forcés de les envoyer chaque jour fréquenter les écoles, les tiennent dans un état de propreté qui offre un contraste frappant avec celui dans lequel ils se trouvaient avant leur réunion en caserne. Leur vie est régulière et leur temps d'étude est ménagé de telle sorte qu'ils disposent de 2 ou 3 heures de récréation chaque jour. Les plus petits sont réunis dans le local affecté à la salle d'asile et y reçoivent les soins les plus affectueux de la religieuse chargée de leur surveillance.

On rencontre chez eux toutes les maladies qui appartiennent à l'enfance, et dans aucun cas je n'ai eu l'occasion de considérer leur séjour à la caserne comme cause prédisposante. Le rachitisme est à peu près inconnu parmi eux ; je n'en ai encore rencontré qu'un seul cas. Les affections scrofuleuses sont rares et beaucoup moins nombreuses que dans le reste de la population. Il est à remarquer que ceux des enfants qui en sont atteints ou qui y ont une prédisposition sont nés de parents âgés, d'une complexion altérée par les excès et les fatigues du service.

Après avoir dit ce qu'est l'état de la caserne des Douanes en temps ordinaire, il n'est pas sans intérêt d'examiner quelle influence cet établissement exerce sur sa population en temps d'épidémie.

Les diverses affections épidémiques qui sont venues étendre leur ravage sur la population de l'arrondissement du Havre pendant plusieurs années peuvent nous éclairer à cet égard. Pour rendre cette influence plus sensible et établir nos points de comparaison, nous aurons recours aux rapports officiels de M. le docteur Lecadre, médecin des épidémies, qui a bien voulu me communiqner ces documents.

Bien qu'en tout temps les règles hygiéniques soient

sévèrement observées à la caserne des Douanes, il en est cependant de spéciales dont on recommande l'observation plus rigoureuse encore en temps d'épidémie. Ainsi toutes les fosses, les lieux d'aisance et autres réceptacles pouvant dégager des odeurs méphytiques, sont nettoyés chaque jour et lavés plusieurs fois par semaine avec une solution de chlorure de chaux. L'air est sans cesse renouvelé dans les couloirs, à chaque extrémité desquels se trouve une large fenêtre qu'on ouvre fréquemment. Défense est faite de laver et faire sécher le linge dans les appartements ; le linge sale doit être monté au grenier et étendu à l'air. Il est expressément recommandé d'éloigner des appartements tout objet pouvant vicier l'air ou s'opposer à sa libre circulation. Une surveillance active est exercée envers les marchands de substances alimentaires qui circulent dans la journée devant l'établissement. On nettoyait fréquemment alors les nombreuses rigoles destinées à l'écoulement d'eaux bourbeuses qui existaient autour de la caserne et qui heureusement sont remplacées, depuis quelques mois seulement, par des égouts souterrains que la municipalité a fait construire. Ainsi que déjà nous l'avons dit, plusieurs épidémies s'étant manifestées dans la caserne des Douanes, depuis 1849, nous allons les passer successivement en revue.

1° Au mois d'octobre 1849, apparut à la caserne une épidémie de rougeole ; 32 cas s'y déclarèrent spontanément dans la nuit du 22 au 23, et chaque jour, jusqu'au 24 novembre suivant, de nouveaux cas furent observés. Pendant ces 31 jours, nous eûmes à soigner 124 cas. Quatre seulement furent mortels. Deux enfants succombèrent à une pneumonie consécutive et deux autres à des accidents cérébraux, auxquels ils se trouvaient prédisposés par le travail de la première dentition.

Cette épidémie n'atteignit que les enfants au-dessous de huit ans.

La même maladie se présenta de nouveau épidémiquement pendant les mois d'août 1852 et mai 1854. A ces deux époques elle fut observée aussi bien sur les adultes que sur les enfants. 3 hommes 9 femmes et 57 enfants, soit 69 personnes, en furent atteintes dans l'année 1852 ; 2 hommes, 5 femmes et 29 enfants, soit 36 personnes, en furent affectées en 1854. Dans ces deux circonstances la maladie ne fit aucune victime.

Dans ses rapports, M. le docteur Lecadre signale la rougeole comme ayant régné épidémiquement au Havre pendant les années 1849, 1852 et 1854. Il ne donne pas de chiffre, mais il dit que la mortalité a été considérable, principalement en 1849.

2° La variole apparut épidémiquement en 1853 ; elle se reproduisit en 1854. Cette épidémie, qui a sévi avec une grande intensité dans tout l'arrondissement du Havre, surtout pendant les premiers six mois de l'année 1854, n'a pas épargné la caserne de la Douane qui en avait été exempte l'année précédente. 38 cas de variole confluente y furent observés.

Grave chez tous les individus qui avaient négligé de se faire vacciner, grave aussi chez ceux qui se croyaient à l'abri de cette affection par une première atteinte, elle a été bénigne chez tous ceux qui avaient eu recours au moyen préservatif de la vaccine.

Comme pour les épidémies de rougeole mentionnées plus haut, M. le docteur Lecadre dit dans son rapport officiel que, pendant les années 1853 et 1854, le Havre et son arrondissement ont été ravagés par une épidémie de variole qui a fait de nombreuses victimes et dont il ne donne pas non plus le chiffre.

Deux décès seulement ont été constatés en 1854 à la caserne de la Douane.

Il se trouve malheureusement encore des préposés des Douanes, imbus de préjugés, qui éprouvent de la répugnance à faire vacciner leurs enfants, préjugés que nous nous efforçons de détruire, et nous remarquons avec satisfaction qu'ils tendent à s'affaiblir, car le nombre d'enfants qui nous sont présentés par leurs parents de leur propre mouvement pour être vaccinés augmente chaque année. En 1854 surtout nous fûmes assez heureux pour voir nos efforts couronnés de succès, puisque en moins de six semaines, 137 personnes vinrent se soumettre à cette *innocente* opération.

2° Le choléra qui, pendant plusieurs années, a semblé n'abandonner notre pays que pour s'y présenter de nouveau, ne pouvait passer inaperçu dans la caserne de la Douane, où l'agglomération d'un si nombreux personnel semblait l'appeler ; aussi l'avons-nous observé pendant les années 1849, 1853 et 1854. Chaque fois la maladie avait les mêmes prodrômes et les mêmes symptômes sans qu'il nous ait été possible de reconnaître sous quelle influence elle s'est développée.

En 1849, quelques diarrhées avaient été, il est vrai, observées dans la caserne de la Douane pendant le mois de mai, sans cependant laisser soupçonner l'apparition du fléau, lorsque le 1er juin un cas de choléra algide détermina en quelques heures la mort d'une femme. Effrayé de la démoralisation que nous remarquâmes parmi les personnes présentes, nous fîmes tous nos efforts pour rassurer les ménages voisins, en attribuant cette mort si rapide à une autre maladie produite par l'ingestion d'aliments de mauvaise nature. Nous fîmes aussitôt prendre toutes les mesures hygiéniques que la prudence commandait et peu à peu nous parvînmes à rassurer les plus timorés par notre présence continuelle au milieu d'eux.

Nous eûmes à constater un second décès, à peu près dans les mêmes conditions, le 17 suivant.

Enfin du 1er juin au 1er octobre 1849 nous enregistrâmes et soignâmes à la caserne 22 cas de cholérine grave et 7 cas de choléra algide, sur lesquels nous n'eûmes à déplorer que les deux décès précités. Telle avait d'abord été la panique que, pendant plusieurs semaines, nous remarquâmes un trouble notable des fonctions intellectuelles chez bon nombre de femmes qui avaient été témoins de l'agonie des deux malheureuses victimes de cette terrible maladie.

En 1853 et 1854, cette cruelle affection se présenta de nouveau avec un temps d'arrêt entre ces deux époques, puisque du 20 décembre 1853 jusqu'au 27 juin 1854, on n'avait observé au Havre, rien qui pût faire prévoir la réapparition du choléra. Cette maladie s'est manifestée pendant ces deux années d'une manière rigoureuse dans notre département, où le nombre des victimes a été considérable.

Assez heureux pour n'en avoir ressenti que très peu les

effets à la caserne de la Douane en 1853, nous n'avons pas été aussi favorisés sous ce rapport en 1854. Dans la prévision du retour de l'épidémie cholérique et éclairé par une expérience acquise tant par les observations que nous fîmes particulièrement sur cet établissement lors de l'épidémie de 1849, que par celles que nous avions faites précédemment à l'hôpital maritime de Rochefort, où nous nous trouvions en 1832 comme chirurgien de marine auxiliaire de 2e classe, nous avions devancé à la caserne les recommandations faites aux populations le 10 août 1854 par les autorités départementales. Dès le mois de juin précédent toutes les mesures hygiéniques étaient prises par nous afin de préserver l'établissement du choléra ou du moins d'en atténuer l'intensité. Ayant reconnu l'utilité incontestable des visites préventives, que depuis les médecins anglais ont érigées en système, nous multipliâmes nos visites et nous nous mîmes en rapport presque continuel avec le nombreux personnel confié à nos soins, afin d'apporter immédiatement remède à la plus légère indisposition, indisposition qui, certainement, aurait été sans cela négligée et qui pourtant, sous l'influence épidémique régnante, aurait pu acquérir une gravité extrême, si elle n'avait pas été traitée rationnellement dès le début.

Nous nous contentâmes d'indiquer aux personnes chargées du casernement les mesures à prendre ; nous fîmes toujours en sorte d'y paraître étranger dans le but de ne pas éveiller l'attention d'une population prompte à s'alarmer. Enfin nous eûmes la satisfaction de voir nos efforts couronnés, sinon d'un plein succès, du moins d'un résultat tel que si ces mesures ne préservèrent pas complètement la caserne de l'invasion de l'épidémie cholérique, nous croyons pouvoir ajouter que c'est grâces à elles que les cas y ont été peu nombreux et qu'aucun d'eux n'a été mortel.

A dater du 28 juin 1854, époque à laquelle se sont manifestés quelques cas de choléra en ville, principalement dans le quartier de Graville, jusqu'aux premiers jours d'octobre, nous eûmes à soigner à la caserne de la douane 48 cas de diarrhée prémonitoire, 31 cas de cholérine et seulement 4 cas de choléra algide. Quelques cholérines ont eu assez de gravité pour inspirer de sérieuses inquiétudes.

Nous nous flattions de l'espoir que, comme l'année précédente, le choléra épargnerait la caserne, lorsque le 23 septembre, à la suite d'un violent orage, nous fûmes appelés au milieu de la nuit auprès de la femme d'un préposé atteinte de choléra asiatique arrivé à la période algide, bien qu'elle ne fût malade que depuis une heure environ. Le 26 suivant, un préposé fut pris d'une manière aussi subite et aussi grave ; le 27, une troisième malade et le 28 une quatrième en furent atteintes à leur tour et avec la même gravité. Traités énergiquement par les préparations opiacées, ils entrèrent quelques jours plus tard en bonne convalescence.

Par une coïncidence remarquable, le choléra qui n'avait pas encore fait invasion dans l'hôpital, où l'on avait cependant reçu quelques cas envoyés de la ville, se déclara spontanément dans cet établissement avec une extrême violence pendant cette même nuit du 23 septembre où nous observions le premier cas à la caserne de la Douane.

Onze cas sur lesquels neuf furent foudroyants, se manifestèrent presque instantanément à l'hôpital.

Cette invasion du choléra, qui ne dura que du 23 au 30 septembre, fit 49 victimes sur 68 cas constatés.

Il est hors de doute que si, nos mesures étant moins bien prises, le choléra eût trouvé à la caserne de la Douane un foyer de miasmes délétères, ainsi qu'il s'en rencontre toujours dans les réunions nombreuses d'individus, il y eût fait, comme à l'hôpital, de cruels ravages et que nous eussions eu à déplorer également une grande mortalité. Nous empruntons aux rapports officiels de M. le docteur Lecadre les chiffres suivants qui, comparés avec ceux fournis à la caserne de la Douane, donnent à cet établissement un avantage remarquable.

Année 1849.

Population de la ville.	52,000 h.	300 cas.	205 décès.
dito Caserne...	1,445 »	7 »	2 »

Années 1853 et 1854 réunies.

Population de la ville.	53,704 h.	401 cas.	313 décès.
dito Caserne...	1,500 »	4 »	— »

Ces chiffres parlent assez haut et prouvent mieux que je ne le saurais dire, toute l'excellence sanitaire de la caserne des Douanes, au Havre.

Si nous examinons maintenant l'influence du casernement sur la moralisation des familles douanières, nous verrons qu'elle n'est pas moins sensible et favorable sous ce point de vue qu'elle ne l'est sur leur bien-être et leur santé.

L'esprit de corps s'est développé chez les préposés des Douanes, de sorte qu'il en est résulté une espèce de solidarité qui les met en garde contre eux-mêmes. Ne trouvant plus chez eux le hideux tableau de la misère qui s'y rencontrait autrefois, ils rentrent plus volontiers se reposer des fatigues du service et se sont dès-lors habitués à apprécier les douceurs de la vie en famille. Vivant pour ainsi dire sous les yeux de leurs chefs, qui habitent comme eux la même caserne et s'y soumettent à la même discipline, ils se sont dépouillés insensiblement de cette rudesse qui accuse le défaut d'éducation et le manque de savoir vivre qu'on pouvait leur reprocher autrefois ; ils ont pris des habitudes de propreté et de sociabilité qui réagissent favorablement sur leur santé et sur leur caractère. Le temps et l'argent qu'ils employaient naguère dans la dissipation et la débauche est maintenant consacré en général aux plaisirs du jardinage et de la culture. Bon nombre d'entre eux ont loué un coin de terrain aux environs de la caserne ; ils y récoltent des légumes et des fruits ; quelques-uns même parviennent à payer la location de ce terrain avec le prix de vente de leur récolte excédant la consommation des besoins de leur ménage. Aujourd'hui les cas d'ivresse et les querelles sont peu communs.

Les femmes, occupées des soins de leur ménage et qui, pour la plupart, mettent une certaine coquetterie dans l'entretien et la propreté de leur appartement, sortent peu de chez elles, tout en établissant néanmoins des rapports de bon voisinage. Si par hasard il surgit une discussion entre elles, bien vite elle est apaisée, car la discipline établie ne permettrait pas qu'elle dégénérât en scandale, ce qui amènerait infailliblement une disgrâce que chacune a intérêt à éviter. Leur conduite est donc régulière et donne ainsi peu de prise à la médisance.

Généralement la bonne intelligence règne dans les ménages, fait très appréciable quand on pense qu'il n'y en a pas moins de 75 réunis dans chacun des quatre pavillons de la caserne.

Il résulte des recherches auxquelles je me suis livré et des renseignements qui m'ont été fournis par les personnes chargées du casernement que jusqu'à présent les chefs n'ont pas eu l'occasion d'intervenir pour y rétablir la bonne harmonie et la paix troublées. Aussi les enfants qui, dans les écoles reçoivent une éducation éminemment morale et religieuse, trouvent-ils chez leurs parents de bons exemples et y puisent-ils l'amour de la famille. Malheureusement quelques-uns n'ont pas répondu à l'espoir de l'administration, à la sollicitude dont ils sont l'objet et ils ont commis des actes répréhensibles, mais ils font exception. C'est qu'il était impossible de ne pas rencontrer, dans une réunion si nombreuse, des natures rebelles à tout enseignement et dont on ne peut maîtriser les mauvais instincts et les vicieux penchants. Les jeunes gens élevés à la caserne sont généralement reconnus comme d'excellents sujets, beaucoup d'entre eux en sortant des écoles trouvent à se placer avantageusement dans les maisons de commerce où plusieurs ont acquis des postes de confiance.

Ces jeunes gens, élevés dans des idées d'ordre, loin d'imiter la vie de dissipation des autres commis, rentrent chaque jour s'asseoir au foyer paternel, acquérir par la lecture de nouvelles connaissances et contribuent avec leurs émoluments à l'aisance de la famille entière.

Les jeunes filles, chargées de bonne heure de partager avec leur mère les travaux du ménage, acquièrent de bonne heure aussi les qualités qui font la félicité domestique.

Beaucoup d'entre elles trouvent à se marier avec les préposés garçons (1).

Ces ménages bien assortis et peu riches possèdent cepen-

---

(1) Il n'est pas hors de propos de noter ici le programme de l'enseignement donné dans les écoles de la caserne aux enfants des préposés.

Ecole de garçons, sous la direction des Frères de la Doctrine chrétienne.

Lecture du français et du latin, — écriture anglaise, ronde, bâtarde et gothique, — orthographe et grammaire, — arithmétique, quatre premières règles, fractions, système métrique, règles d'intérêt, d'escompte, racines carrées et cubiques, — analyse grammaticale et logique, — histoire sainte, histoire de France, — géographie, — style et narrations, — dessin d'ornement, dessin linéaire, — cours de religion.

Ecole des filles, sous la direction des Sœurs.

Lecture, — écriture, — langue française, — arithmétique, — doctrine chrétienne, — géographie, — histoire, — style, — tenue des livres, — commerce, — langue anglaise, — musique vocale, — dessin.

Travaux à l'aiguille.— Lingerie, — couture en robes, — raccommodages, — tricot, — repassage, — marque du linge, — broderie, — tapisserie.

Enfin un professeur d'anglais est autorisé à faire à la caserne et à un prix très modéré des cours où ne sont admis que les employés et les membres de leurs familles.

L'émulation des élèves des deux sexes est excitée et entretenue par des distributions annuelles de prix qui ont lieu dans l'enceinte de la caserne même et avec toute la solennité qu'il est possible de donner à ces intéressantes fêtes de famille, présidées par le directeur des Douanes. — Les travaux des enfants sont mis sous les yeux du public.

Cette institution libérale, dont l'administration fait les frais, stimule et encourage le zèle des élèves et met en évidence les bienfaits procurés par les écoles. Aussi, tous les ans, l'administration se voit dans la nécessité de ne pouvoir faire droit à de nouvelles demandes d'admission qui lui sont faites par des parents désireux de faire agréer leurs enfants pour les mettre à même de profiter d'un enseignement tout spécial pour les familles des employés sous ses ordres.

dant tous les éléments de bonheur, car ils puisent dans la sollicitude de l'administration des ressources pour tous les instants de la vie. Non seulement elle réserve à ces familles une honorable pension de retraite pour les vieux jours, mais encore elle s'institue en quelque sorte la tutrice des enfants sur lesquels elle semble veiller religieusement depuis leur naissance jusqu'à leur mort. Elle les fait surveiller jusqu'à l'âge de 6 ans à la salle d'asile. A 7 ans ils entrent dans les écoles où on les fait instruire jusqu'à l'âge de 15 ans au moins. A 18 ans on admet par faveur les garçons comme préposés à demi-solde, à 20 ans ils passent à solde entière. De ce moment, grâce à leur éducation, ils peuvent prétendre aux grades supérieurs, avantage que n'ont pas généralement leur père, et attendre ainsi l'époque où à leur tour ils auront gagné une pension de retraite reversible en partie à leur mort sur la tête de leur femme, si elle leur survit ou même de leurs enfants mineurs s'ils ont eu le malheur de perdre leur mère avant leur père.

Les préposés des Douanes se faisant pour la plupart remarquer par une conduite irréprochable et par une grande probité, sont aujourd'hui estimés de ceux-là même envers lesquels ils sont, par la nature de leurs fonctions, obligés d'agir avec rigueur. Aussi, lorsqu'ils sont admis à la retraite bon nombre de ces anciens serviteurs trouvent-ils, en raison de leur aptitude, à s'occuper dans les maisons de commerce, où on les choisit de préférence à tous les autres postulants. Ces nouvelles fonctions, généralement assez bien rétribuées, leur permettent de se procurer certaines jouissances de la vie qu'ils n'auraient pu se donner avec leur seule pension de retraite.

En prenant en considération tout ce qui précède, on ne peut mettre en doute l'excellence du casernement des préposés des douanes dans l'établissement créé au Havre par les soins de l'administration.

Tout y est si sagement combiné et prévu que les préposés y jouissent d'un bien-être qu'ils ne rencontreraient pas ailleurs. L'état sanitaire n'y laisse rien à désirer, car le chiffre des malades égale à peine celui des casernes réputées les plus saines de l'armée. La mortalité est beaucoup au-dessous de celle qu'on peut constater en ville, ainsi qu'il est facile de s'en convaincre par les chiffres suivans.

Population de la Ville... 62,648 habit. Décès en moyenne, 2,585, soit 4 13 0/0.
Dito de la Caserne. 1,738 — Dito 23, soit 1 40 0/0.

Si cet établissement a l'avantage sur les quartiers populeux de la ville en temps ordinaire, on a vu qu'il conserve encore cet avantage en temps d'épidémie, car alors les affections épidémiques s'y trouvent tellement modifiées qu'elles y perdent une grande partie de leur gravité.

Malheureusement la caserne des Douanes ne peut plus aujourd'hui contenir tout le personnel de la brigade et déjà 57 familles, obligées de se loger au loin, éprouvent en partie tous les inconvéniens que j'ai signalés plus haut comme s'opposant au bien-être, à la santé et à la moralisation des préposés et de leurs familles avant leur réunion dans un même établissement ; ils sont, en outre, privés de tous les avantages du casernement. Les préposés paient leur loyer à la caserne à raison de 10/0 de leur traitement ; cette retenue leur est faite par douzième, de telle sorte que le loyer le plus élevé ne dépasse pas 120 francs par an, tandis qu'en ville la moyenne du loyer payé par les 57 familles, qui ne trouvent pas de place à la caserne, est de 176 francs.

Espérons que dans un temps que nous devons désirer le moins éloigné possible, des travaux d'agrandissement viendront donner satisfaction aux nouveaux besoins qui, chaque année, se font sentir davantage. La sollicitude toute paternelle de l'administration pour ses employés nous est un sûr garant qu'elle ne reculera devant aucun sacrifice pour atteindre ce but. Déjà elle a fait l'acquisition de tout le terrain situé au sud et sur le devant de la caserne, c'est-à-dire de 17,163 mètres carrés, sur lesquels il sera possible de construire les bâtimens nécessaires pour contenir un grand nombre de ménages, en même temps qu'il sera facile de réserver une place spacieuse qui, plantée d'arbres sur une partie de sa superficie, offrira aux enfants un lieu de récréation salutaire et convenable, aux parents un endroit de repos où ils pourront venir se délasser en surveillant leurs jeux, et qui deviendra en même temps un nouveau moyen d'assainissement pour ce quartier populeux.

Alors je me réserve de demander :

1° La création d'une crèche qui serait annexée à la salle d'asile ;

2° Une salle de bains contiguë à l'infirmerie.

3° Un local disposé pour les exercices gymnastiques si profitables pour tous ; car s'ils aident au développement du système musculaire et donnent de l'élasticité aux articulations des enfants, ils donnent aux adultes l'adresse et la souplesse dont les préposés ont besoin pour leur service sur les quais et à bord des navires.

Tel qu'il est aujourd'hui cet établissement est certainement celui qui semble le plus approcher de la résolution du problème des cités ouvrières auxquelles il peut être proposé pour modèle, car il renferme toutes les conditions que l'on doit chercher à y rencontrer. Chaque individu trouve là sécurité, santé, liberté individuelle, éducation, économie de la vie domestique ; en un mot, il y jouit de de tous les avantages de la vie en commun, sans en avoir les inconvénients. La surveillance et la discipline qu'on y exerce sont certainement moins sensibles que l'action de la police dans les logements d'ouvriers en ville.

Je me suis étendu longuement sur les avantages obtenus à la caserne des Douanes au Havre et on me reprochera peut-être d'être entré dans quelques détails oiseux, mais j'ai cru qu'à une époque où le gouvernement se préoccupe tant du bien-être des populations, je ne pouvais assez faire connaître les résultats incontestables d'un établissement dont l'administration générale des Douanes peut à juste titre se montrer fière. A force de soins et de sollicitude n'y a-t-elle pas réuni tout ce qui convient aux besoins physiques et moraux de ses employés !

Une retenue de 12 pour cent par mois est opérée sur le traitement des employés. Dans ce chiffre sont compris les honoraires des instituteurs et des institutrices, logés gratuitement à la caserne. Cette retenue couvre les frais de location, du service médical, d'éclairage au gaz, d'entretien de propreté, etc.

Honoré de la confiance de l'administration des Douanes depuis l'année 1844, j'ai organisé le service médical de la caserne lors de son inauguration en 1847 ; je me suis sans cesse appliqué à concourir de tous mes efforts aux résultats favorables qui y ont été obtenus. Heureux si, dans cette circonstance, l'administration veut bien considérer ce que j'ai pu faire comme une preuve de mon entier dévouement et de mon désir constant de seconder ses intentions si bienveillantes et sa sollicitude si paternelle pour ceux de ses employés qui n'occupent pas le premier rang dans la hiérarchie de son personnel.

Havre, le 1er mars 1858.

D'après ce qui vient d'être dit il n'est personne qui ne soit, comme je l'ai été moi-même, frappé de l'analogie qui existe entre la caserne des douanes au Havre et les cités ouvrières dont l'idée première appartient au gouvernement, mais que l'administration générale des Douanes semble avoir pressentie sans néanmoins avoir songé à en faire une application générale. J'ai donc pensé que c'est remplir un devoir que de donner à ce travail, qui d'abord ne devait être qu'un rapport médical destiné à M. le docteur Mélier, membre du comité d'hygiène publique de la France, un plus grand développement, pour faire connaître dans tous ses détails un établissement dont les avantages incontestables sont confirmés par dix années d'expérience. Ce devoir je l'ai considéré comme d'autant plus impérieux et sacré que, selon moi, la cité ouvrière est un des moyens les plus efficaces de moraliser la classe laborieuse, si digne d'intérêt sous tant de points de vue et d'ajouter en même temps à son bien-être matériel sans porter atteinte à son indépendance.

Donner à l'ouvrier la possibilité de goûter sa part des joies de la famille est, pour ainsi dire, une obligation contractée envers la société, car en le réhabilitant à ses propres yeux, en lui prouvant que désormais il est l'objet d'une bienveillance et d'une considération à laquelle il n'est pas habitué, c'est l'éloigner des lieux de dissipation et de débauche, c'est le soustraire à de dangereuses et folles séductions. L'homme qui trouvera le contentement chez lui ne sera plus exposé à devenir un instrument docile entre les mains de ces esprits turbulents qui, sous prétexte d'être incompris quoique leurs desseins et leur but ne soient pas un mystère pour les clairvoyants, s'en vont prêchant leurs doctrines subversives dans les carrefours et chez les marchands de vin. En un mot, cet homme ne sera certes plus un soldat de l'émeute.

Que s'est-on proposé par la création de la cité ouvrière ? c'est évidemment de donner satisfaction aux besoins physiques et moraux de ses habitants. Eh bien ! toutes ces conditions se rencontrent dans la caserne de la Douane. La règle et la discipline qui y sont observées ne sont certainement ni plus blessantes ni plus vexatoires que celles auxquelles chacun de nous se soumet dans les logements en ville. Les ouvriers, comme les préposés, ont les mêmes besoins et les mêmes aspirations ; donc il est évident que les avantages réels constatés à la caserne des douanes seront également obtenus dans une cité ouvrière, construite dans les mêmes conditions et régie de la même manière.

Je ne me dissimule pas les objections qui peuvent être faites à la formation de tels établissements ; mais j'aime à croire qu'elles sont plus spécieuses que réelles et ne me font pas désespérer de la possibilité de voir mener à bonne fin par qui l'entreprendra, une œuvre destinée à produire de si beaux résultats. « *Nil hominibus arduum est* » rien n'est difficile à l'homme, a dit Horace.

D'abord on peut craindre de ne pouvoir décider les ouvriers à venir habiter un établissement où chacun sera soumis à un réglement, comme si ce mot, pris dans sa véritable acception, devait être un épouvantail ! Les préposés aussi ont eu cette crainte avant de venir habiter la caserne, mais cette appréhension a été de bien courte durée, car quelques mois plus tard ils étaient les premiers à y réclamer un logement comme une faveur. Pourquoi n'en serait-il pas de même pour les ouvriers ? Une cité ouvrière ne doit pas être une maison de contrainte ; chaque individu y conservera la plénitude de sa liberté individuelle. La surveillance dont elle doit être l'objet a précisement pour but de faire respecter les droits de chacun en s'opposant à ce que personne ne puisse nuire à son voisin ; elle ne pénètre pas dans l'intérieur des ménages cette surveillance toute de sollicitude, et ne s'exerce que dans les dépendances extérieures de l'établissement. Quel est, je le demande, l'ouvrier honnête, et le nombre en est grand, Dieu merci, qui ne se soumettra pas à une telle règle dans un établissement où il trouvera tous les moyens de se procurer un bonheur qu'il fera partager à sa famille ; car chez lui l'aisance existera par l'apport à la maison de tout l'argent qu'il dissiperait ailleurs s'il sentait le besoin de s'étourdir sur la misère qui l'attend chez lui. Rassuré sur l'avenir de ses enfants, grâce à l'éducation qui leur serait donnée, l'ouvrier rentrerait volontiers se reposer au logis, s'asseoir paisiblement à son foyer domestique, après une journée de labeur, et repartirait content et dispos le lendemain.

Qu'une cité de cette nature soit ouverte, il se trouvera des ouvriers qui en viendront faire l'essai et bientôt, revenus de leurs appréhensions premières en voyant le bien-être de leurs camarades en goûtant les joies pures de la famille, de nouveaux ouvriers se joindront aux premiers et si la cité est insuffisante ils demanderont, nous en avons la certitude, de nouvelles cités ouvrières.

Terminons par une autre objection qui pourrait nous être faite ; nous avons entendu des hommes sérieux la considérer comme devant s'opposer à l'entreprise des cités ouvrières ; cette objection est basée sur la question financière, la cité ouvrière devant être selon eux une fort mauvaise spéculation.

D'abord arrêtons-nous à cette considération que cette sorte d'établissement étant principalement une œuvre toute philanthropique on n'a jamais eu la pensée d'en faire une affaire d'agiotage. Le but est de fournir aux ouvriers des logements sains, commodes et à bon marché. Eh bien ! voyons encore ce qui se passe à la caserne des Douanes et nous pourrons en retirer quelque enseignement.

La caserne des Douanes a coûté :

1° Achat de terrain....................	58,000 fr.
2° Construction (y compris les honoraires de l'architecte et frais divers).......	854,061
3° Achat de mobilier....................	22,601
Total...............	934,662 fr.
Le total de la recette a été de............	60,100 fr.
En portant le chiffre de la dépense annuelle à son maximum, soit................	30,000
Il reste de bénéfice net.................	30,000 fr.

Ce bénéfice représente un intéret de 3/0 environ.

On voit par ces chiffres que l'opération n'est pas encore aussi mauvaise qu'on peut le supposer, car la caserne de la Douane ne rapporte pas moins que tout autre immeuble.

Mais une cité ouvrière se trouvant construite dans les mêmes conditions que la caserne deviendra une opération plus avantageuse ; un décret impérial en vigueur concernant la création des cités ouvrières accorde une prime de trente-trois pour cent sur les constructions de ces sortes d'établissements, ce qui élèverait sans contredit l'intérêt du capital avancé de 5 à 6 pour cent.

Peu habitué à traiter de semblables matières, je n'ai pu qu'ébaucher mon sujet ; cependant je crois en avoir assez dit pour appeler sur les cités ouvrières l'attention d'hommes spéciaux et mon but sera atteint si j'ai pu concourir dans ma modeste sphère à éveiller l'idée de la création d'établissements qui, en donnant à la classe nombreuse des ouvriers bien-être, santé, sécurité et garantie dans l'avenir pour leurs enfants, en fera d'honnêtes et laborieux artisans, heureux par nos institutions dont ils deviendront les plus chauds partisans en même temps que les plus zélés défenseurs.

Nous ne pouvons que faire des vœux pour que dans un avenir très prochain une semblable amélioration puisse être apportée dans notre état de société qui, je le repète, n'a dû d'être si souvent mis en péril que parce que l'on a trop oublié certaines obligations imposées par les lois sacrées de l'humanité.

Havre. — Imp. Carpentier et comp., rue de la Halle, 29.

www.ingramcontent.com/pod-product-compliance
Ingram Content Group UK Ltd.
Pitfield, Milton Keynes, MK11 3LW, UK
UKHW021022200726
13857UKWH00004B/1529